AF500718

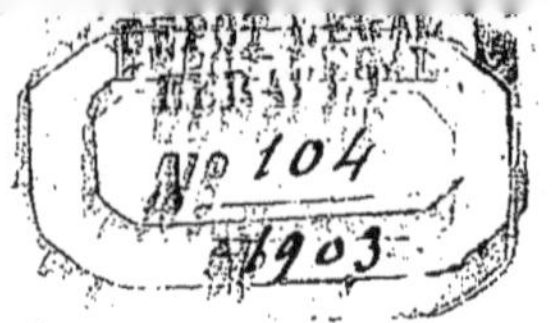

Docteur AUGÉ

AIDE-PRÉPARATEUR DE SCIENCES NATURELLES
LAURÉAT DE LA FACULTÉ DE MÉDECINE
DE MONTPELLIER
« PRIX BOUISSON »
MÉDECIN DE L'HÔTEL-DIEU DE NARBONNE

ÉLECTROTHÉRAPIE

Médicale et Chirurgicale

RAYONS X

SISMOTHÉRAPIE

(MASSAGE VIBRATOIRE)

Le but de cet opuscule, sans aucune prétention scientifique, est simplement d'exposer les services que peut rendre en médecine l'éléctricité.

Pour les gens de science, certaines explications paraîtront par trop futiles ; qu'ils veuillent bien considérer, s'ils parcourent ces quelques pages, que j'ai tenu essentiellement à me faire comprendre de tout le monde.

Dr AUGÉ.

MONTPELLIER
IMPRIMERIE CENTRALE DU MIDI
(HAMELIN FRÈRES)

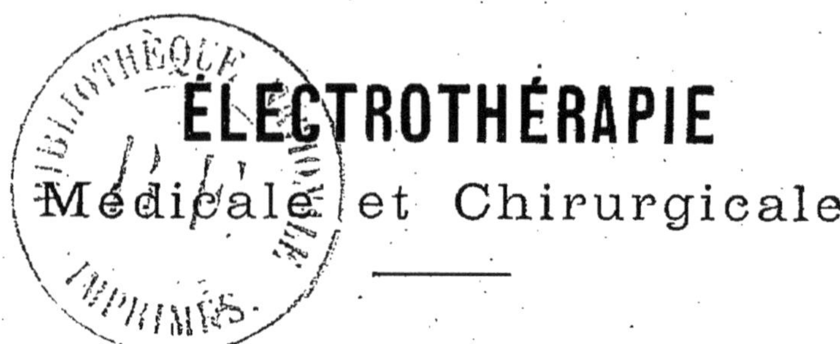

ÉLECTROTHÉRAPIE

Médicale et Chirurgicale

RAYONS X

SISMOTHÉRAPIE

(MASSAGE VIBRATOIRE)

Docteur AUGÉ

AIDE-PRÉPARATEUR DE SCIENCES NATURELLES
LAURÉAT DE LA FACULTÉ DE MÉDECINE
DE MONTPELLIER
« PRIX BOUISSON »
MÉDECIN DE L'HÔTEL-DIEU DE NARBONNE

ÉLECTROTHÉRAPIE

Médicale et Chirurgicale

RAYONS X

SISMOTHÉRAPIE

(MASSAGE VIBRATOIRE)

Le but de cet opuscule, sans aucune prétention scientifique, est simplement d'exposer les services que peut rendre en médecine l'électricité.

Pour les gens de science, certaines explications paraîtront par trop futiles; qu'ils veuillent bien considérer, s'ils parcourent ces quelques pages, que j'ai tenu essentiellement à me faire comprendre de tout le monde.

Dr Augé.

MONTPELLIER
IMPRIMERIE CENTRALE DU MIDI
(HAMELIN FRÈRES)

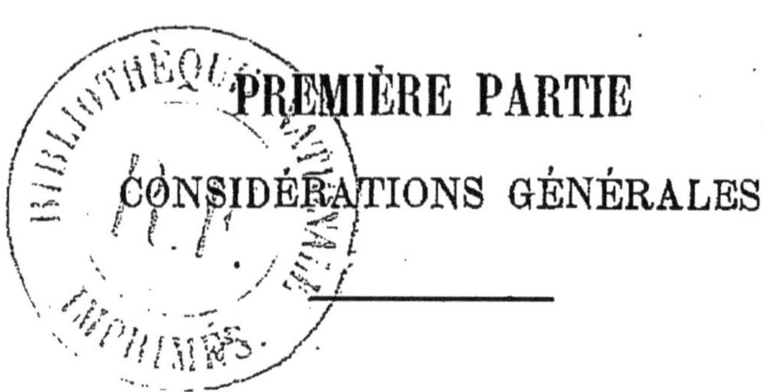

PREMIÈRE PARTIE

CONSIDÉRATIONS GÉNÉRALES

DEUXIÈME PARTIE

DESCRIPTION DE L'INSTALLATION

TROISIÈME PARTIE

MALADIES
JUSTICIABLES DU TRAITEMENT ÉLECTRIQUE

ÉLECTROTHÉRAPIE

MÉDICALE ET CHIRURGICALE

PREMIÈRE PARTIE

CONSIDÉRATIONS GÉNÉRALES

1° Importance de l'électricité en médecine. — 2° Qu'est-ce que l'électricité? — 3° Courant électrique. — 4° Qualités des courants. — 5° Mesures des courants. — 6° Différentes formes de courant. — 7° Cause de l'importance prise par l'électricité (Puissantes sources électriques, — Appareils de mesure perfectionnés, — Découvertes récentes). — 8° Qu'est-ce que faire un traitement électrique? — 9° L'électricité n'agit pas par imagination. — 10° Conclusion.

Frappé des progrès faits dans ces dernières années par l'électrothérapie, convaincu des résultats excellents que l'on peut obtenir dans un grand nombre de maladies par cette méthode thérapeutique, j'ai porté mes recherches de ce côté.

Après avoir bien étudié la question, j'ai voulu me rendre compte sur place des desiderata d'une installation sérieuse.

Notamment à Montpellier et à Paris, j'ai vu fonctionner des cliniques et guérir des malades.

J'ai alors décidé de procéder à mon installation.

On verra au cours de cet opuscule à quelles sources j'ai puisé pour établir mon instrumentation et disposer d'une façon sérieuse une maison de traitement.

1° Importance de l'électricité en médecine.

L'électricité, qui révolutionne l'industrie moderne et dont les applications deviennent chaque jour plus nombreuses, était depuis longtemps un auxiliaire sérieux pour le médecin.

Elle occupait cependant un rang secondaire et, jusqu'à ces dernières années, même dans les hôpitaux, ce service était peu important.

Aujourd'hui, au contraire, des salles d'électrothérapie existent dans chaque hôpital, et leur installation sérieuse, que les chefs des services n'hésitent pas à créer de leurs deniers (1), témoigne de l'importance très grande de cette nouvelle recrue.

Des cliniques s'ouvrent de tous côtés; des installations particulières sont nécessaires et se créent.

A quoi tient cet essor ?

Qu'est-ce qui le justifie ?

Pourquoi l'électricité mérite-t-elle aujourd'hui la place qu'on lui donne parmi les grands remèdes ?

Voilà ce qu'il faudra expliquer ; mais voyons d'abord comment on peut comprendre l'électricité en général.

2° Et d'abord : Qu'est-ce que l'electricité ?

Répondre catégoriquement à cette question serait prématuré à l'heure actuelle.

(1) Service de la Salpêtrière, installé par le professeur Raymond.

On a considéré l'électricité comme un fluide unique (Franklin); il y a eu également l'hypothèse de deux fluides (Symmer).

Actuellement, rapprochant les phénomènes électriques des phénomènes caloriques et lumineux, on abandonne l'idée de fluide spécial pour considérer l'électricité comme un état vibratoire particulier de ce fluide impondérable et invisible que l'on appelle éther et qui est répandu dans toute la nature.

Mais je ne veux pas rester sur ce terrain trop scientifique et je dirai simplement :

L'électricité est un fluide impondérable et invisible répandu d'une façon plus ou moins sensible à la surface de tous les corps.

Cette électricité ne se manifeste pas constamment, et les corps sont alors dans un état que l'on appelle l'état neutre. Ils sont en équilibre électrique.

Pour que l'électricité se manifeste, il faut qu'un mouvement se produise (mouvement physique ou moléculaire), il faut que le corps perde ou gagne de l'électricité, qu'il sorte de son état d'équilibre.

Si un corps prend plus d'électricité nous dirons qu'il s'électrise *positivement*, s'il en perd nous dirons qu'il s'électrise *négativement*.

Une comparaison qui reviendra du reste plusieurs fois le fera mieux comprendre.

Supposons deux réservoirs pleins d'eau, communiquant ensemble par un tube. Les deux réservoirs étant sur la même table, l'eau restera immobile et au même niveau dans chacun d'eux, ils sont à l'état neutre, aucune force n'entre en action.

Élevons un des réservoirs, l'eau qu'il contient prendra un niveau plus élevé et tendra à s'écouler dans l'autre réservoir.

Le réservoir placé plus haut représente un corps qui se serait chargé d'électricité *positive*.

Si on baisse au contraire un des réservoirs, il tend à recevoir l'eau de l'autre, son niveau devenant inférieur, il représente un corps qui serait chargé d'électricité *négative*.

3° COURANT ÉLECTRIQUE.

De même que l'eau de ces deux réservoirs placés à des hauteurs différentes tend à se réunir, de même deux électricités différentes (ou de tension différente), positive et négative, s'attirent, et l'écoulement se fait du positif (haut) au négatif (bas).

Cet écoulement qui se fait pour l'eau dans un tuyau, pour l'électricité le long d'un conducteur (fil de cuivre, par exemple), est ce que l'on appelle un *courant électrique*.

Pour établir une différence de niveau entre deux réservoirs d'eau, il faut développer un certain travail, on se sert de pompes ; pour établir les différences de niveau électrique, il faut de même développer un certain travail, on se sert de machines électriques qui transforment le travail mécanique en électricité ; ou de piles qui font l'électricité par travail moléculaire, travail moins apparent, mais réel et démontré.

4° QUALITÉS DES COURANTS.

Cette notion de courant électrique comparable à un courant d'eau étant admise, il est facile de comprendre que la force du courant variera : 1° suivant les différences de niveaux électriques ; 2° suivant la quantité d'électricité qui passera par le fil conducteur.

1° Quand un réservoir est beaucoup plus haut que l'autre on dit en hydraulique qu'il y a beaucoup de *pression;* en électricité on dit qu'il y a une forte *tension*, que le voltage de la ligne est élevé.

Pression pour l'eau ; tension, *voltage* pour l'électricité sont synonymes.

2° Quand l'orifice de communication est grand, il passe beaucoup d'eau à la fois, le *débit* est abondant, c'est ce que l'on appelle en électricité un courant de *quantité*.

Pour un courant de quantité il faut surtout un réservoir grand, l'élévation est moins importante.

La qnantité en électricité a pour unité de mesure *l'ampère*.

Il faut donc distinguer des courants de tension (quand la pression domine) et des courants de quantité (quand le débit est prépondérant).

Ces deux formes peuvent évidemment se réunir dans le même courant qui peut avoir les deux qualités.

5° Mesure des courants.

Pour mesurer la pression on se sert de *manomètres*, en électricité pour mesurer la tension on se sert de *voltmètres*.

A noter l'analogie suivante que voltmètre et manomètre se plaçent l'un et l'autre en dérivation sur le courant et non dans le courant lui-même.

Pour mesurer le débit, le courant qui passe, on se sert de *compteurs* pour les liquides, en électricité on se sert *d'ampèremètres*.

Nous avons encore la même analogie, compteurs et ampèremètres se plaçent dans le courant et non en dérivation.

C'est avec ces appareils voltmètres et ampèremètres que l'on mesure l'électricité appliquée au malade.

On se sert exactement de *milliampèremètres*, attendu que l'on n'emploie que des courants de millièmes d'ampère.

6° Différentes formes de courants.

L'eau d'un réservoir peut s'écouler dans un réservoir inférieur, constamment ou par à-coups successifs.

De même en électricité nous pourrons avoir un courant continu ou interrompu — et de même sens —, mais nous avons mieux encore.

Le courant électrique peut en effet alternativement, et un très grand nombre de fois par seconde, passer tantôt dans un sens, tantôt dans l'autre; c'est là le propre des courants d'induction, appelés courants faradiques, et des courants alternatifs qui, suivant la forme de leur alternance, prennent le nom de sinusoïdaux ou ondulatoires.

Voilà indiquées diverses modalités que peut présenter le courant électrique. Nous connaissons déjà :

Le courant continu { Courant de tension.
Courant de quantité.

Le courant continu à interruptions rythmées.

Les courants induits (courants faradiques).

Les courants alternatifs { Sinusoïdaux.
Ondulatoires.

Je ne parle pas ici des courants de haute fréquence, me réservant de les indiquer plus tard.

Nous verrons du reste le détail de chaque forme de courant avec l'étude des appareils destinés à les produire, qui sont installés dans mon cabinet.

7° Causes de l'importance prise par l'électricité

Voilà donc exposé aussi succinctement que possible ce qu'est l'électricité.

Voyons maintenant pourquoi cette science prend autant d'importance en médecine.

Les causes en sont nombreuses, les principales sont :

1° *L'importance des sources d'électricité.*

La source électrique est devenue bien plus puissante, autrefois on ne se servait que de piles.

Aujourd'hui on se branche directement sur un secteur d'éclairage, et, si on n'en a pas à sa disposition, on installe des machines qui produisent l'électricité nécessaire avec ou sans accumulateurs.

En un mot, pour en revenir à la comparaison hydraulique, on a à sa disposition un *grand* bassin réservoir plein d'électricité que l'on pourra employer comme on l'entendra, vite ou doucement.

Ceci nous amène à examiner la deuxième raison des progrès de l'électrothérapie.

2° *Perfectionnement des appareils de mesure.*

Les progrès de l'électricité dans l'industrie ont amené à la découverte d'appareils pour mesurer et appliquer le courant, qui sont d'une perfection inconnue autrefois.

Ces appareils, vraies balances de précision, permettent de doser et de débiter l'électricité par doses infinitésimales si l'on veut, ou en tout cas d'une manière bien définie et très constante.

Voilà deux causes de progrès qui se lient l'une à l'autre et qui à elles seules suffiraient.

Voyons en effet les avantages que l'on peut tirer de ces deux données :

1° Source d'électricité puissante.

2° Appareils de mesure perfectionnés.

Le courant nécessaire aux divers appareils est directement fourni par le secteur urbain; mais il traverse toute une série de résistances, réduisant le voltage et l'ampèrage et permettant, malgré la puissance de cette source d'électricité, de faire les opérations et les examens les plus délicats.

On peut, en effet, obtenir des courants très réguliers et très constants de quelques milliampères seulement.

Ces courants, très faibles et cependant très réguliers, ne peuvent être obtenus avec de petits appareils électriques, qui, s'épuisant trop vite, ne peuvent donner la même constance, sans modifier le nombre d'éléments en cours d'opération.

Ici au contraire, le courant établi, si faible soit-il, se maintient tel tout le temps de la séance.

Si au lieu de courants de faible ampèrage nous passons aux applications qui demandent au contraire beaucoup d'intensité (dans le cas de lavement électrique pour obstruction intestinale, ou dans certaines applications gynécologiques), aucune batterie de piles ne peut donner les résultats d'une installation sur secteur d'éclairage utilisé directement, avec tableau de distribution bien compris.

Donc, pour de faibles courants comme pour de fortes intensités, nous avons pris le mode d'utilisation le plus parfait à l'heure actuelle. Je le répète encore, le secret de beaucoup de cures, c'est une puissante source électrique que l'on peut doser avec précision.

3° *Découvertes récentes.*

A ces deux motifs de progrès, déjà suffisants, il faut ajouter les découvertes récentes qui ont élargi le champ d'action de l'électricité.

Il suffira de citer ici la découverte des Rayons X ou de Rœntgen, et les travaux du professeur d'Arsonval, de l'Institut, sur les courants de haute fréquence et de haute tension.

Voici, du reste, ce que dit le professeur d'Arsonval dans la préface du livre du docteur Bordier : « *La puissance curative de l'électricité s'affirme chaque jour davantage, à mesure que l'on sait mieux jouer des ressources variées que nous fournissent ses innombrables modalités.*

» *Le point important, en effet, est de connaître les propriétés physiologiques des diverses formes de l'énergie électrique et de pouvoir doser rigoureusement cette énergie suivant l'effet à obtenir.* »

8° QU'EST-CE QUE FAIRE UN TRAITEMENT ÉLECTRIQUE ?

Par les quelques pages précédentes, il est facile de voir combien de façons différentes il y a d'appliquer à un malade le courant électrique.

Il est donc insuffisant, et l'on a tort de dire communément : « J'ai été traité par l'électricité, je n'ai rien obtenu ; cette méthode ne vaut rien. »

Conclusion trop vite prise. Nous allons la discuter.

Voici d'abord ce que dit le professeur d'Arsonval (*loco citato*) : « *L'électricité est un agent physique protéiforme dont chaque modalité a des propriétés physiologiques et thérapeutiques qui lui sont propres.— Le courant continu, les décharges statiques, l'effluve, le courant sinusoïdal, les courants de haute fréquence, etc., — produisent des effets radicalement différents, parfois même opposés.* »

Donc employer le mot électricité en général c'est se servir d'un terme absolument trompeur.

Quel genre d'électricité a-t-on employée ? Voilà ce qu'il faudrait préciser.

Examinons en effet rapidement les diverses modalités électriques et, pour préciser, citons simplement celles que j'ai installées dans mon cabinet.

1° *Franklinisation* ou électricité statique.

Emploi sous forme de :

Bains, douches, souffles, effluves, aigrette, étincelle.

2° *Galvanisation* ou courants continus.

Emploi vraiment continu ou avec des *interruptions rythmées.*

Cataphorèse.

3° *Faradisation* ou courants d'induction (avec diverses bobines).

4° *Galvano-faradisation* ou courants combinés.

5° *Courants de haute fréquence.*

a) *Emploi direct.*

b) *Lit d'autoconduction.*

c) *Lit condensateur.*

d) *Effluves locales.*

6° Action locale énergique des courants continus par *électrolyse.*

Cette énumération rapide fera comprendre, j'espère, la différence d'action que l'on peut obtenir, et démontrera qu'il y a plusieurs manières de faire de l'électricité.

Il s'agit de choisir dans toutes ces formes celle qui convient à la maladie qui se présente ; car, comme tous les bons remèdes, l'électricité est une arme à deux tranchants, et, si on l'emploie à tort et à travers, elle peut produire un résultat tout autre que celui qu'on espérait.

9° L'ÉLECTRICITÉ N'AGIT PAS PAR IMAGINATION.

Voilà en effet ce que l'on dit encore aujourd'hui. Si l'électricité devait agir par imagination, point ne serait nécessaire de rechercher toutes les modalités que nous venons de citer, une seule méthode bien impressionnante serait suffisante ; mais ni l'imagination, ni la suggestion n'ont rien à faire ici.

Est-ce de l'imagination, la guérison des tumeurs érectiles par l'électrolyse ?

Est-ce de l'imagination, l'introduction par cataphorèse des médicaments dans le corps du malade ?

N'est-ce pas un fait palpable que les résultats fournis après des séances de galvanisation générale, de bains statiques ou d'autoconduction ; lorsque l'analyse des urines montre l'augmentation des totaux des éliminations azotées (urée, acide urique) ?

N'est-ce pas là une preuve du coup de fouet que donne à la nutrition l'application mesurée et raisonnée des courants.

« *Cette objection spécieuse n'est pas soutenable. Pour la réfuter il fallait montrer par des preuves objectives, de nature exclusivement physique et chimique, que le fonctionnement de la machine animale est profondément modifié par certaines formes de l'énergie électrique. C'est ce que j'ai fait non seulement pour l'homme et les animaux supérieurs, mais aussi pour la cellule vivante à l'état isolé et même pour ses produits de sécrétion. Lorsque, sous l'influence des courants à haute fréquence, on voit augmenter chez l'homme et les animaux à l'état de santé, la consommation d'oxygène, la production d'acide carbonique, la chaleur rayonnée ; lorsque, chez certains diabétiques, on fait tomber le sucre de 600 grammes en vingt-quatre heures à quelques grammes ; lorsque certains bacilles modifient profondément leurs propriétés ; lorsque, enfin, les toxines de ces mêmes bacilles deviennent des substances vaccinantes, comme je l'ai démontré avec Charrin, est-il possible de nier la formidable action modificatrice que l'électricité exerce sur l'organisme !*

» *Que vient faire la suggestion dans tous ces phénomènes,*

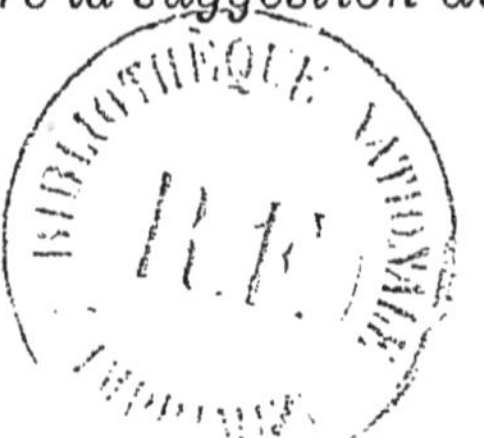

où l'impression subjective ne joue aucun rôle et dont le nombre va chaque jour grandissant ?

» *La vérité, c'est que l'électricité constitue l'agent physique le plus puissant et le plus souple à la fois, dont puisse disposer le médecin pour modifier l'organisme.* » (Professeur d'ARSONVAL, *ibidem.*)

10° CONCLUSION.

Si l'on réfléchit du reste à l'ensemble physiologique que représente le corps humain, rien n'est plus comparable à un ensemble électrique.

Quoi de plus semblable à un conducteur électrique que le nerf.

Quoi de plus assimilable à un courant que les influx et les ordres de mouvements donnés par le cerveau ; que les avertissements transmis aux centres par les nerfs sensibles de la périphérie.

N'est-ce pas une vraie installation téléphonique ou télégraphique où chaque poste avertit l'autre de ce qu'il a à faire, des dangers qu'il court ; des besoins qu'il faut accomplir.

Quoi d'étonnant alors que l'électrothérapie ou le redressement de cette électricité vitale compromise, ne devienne une science primordiale.

Que si j'ai l'air de vouloir faire de l'électricité une panacée universelle pour toutes les maladies, je prierai de feuilleter cette brochure avant de porter un jugement définitif.

On y verra alors, et cela je le maintiens :

1° Que l'électricité, dans toute manifestation douloureuse, sauf quelques rares exceptions, combat et annihile ou tout au moins rend supportable (dans les cas invétérés) le symptôme douleur ;

2° Que l'électricité dans toutes ses modalités, et principalement dans la forme galvanique et les courants de haute fréquence (autoconduction), est un grand excitant de la nutrition des tissus, exagère et renforce les actes nutritifs.

Or le nombre des malades par nutrition retardante est énorme, on les appelle d'un terme général des *arthritiques*, et dans l'arthritisme il faut placer le *rhumatisme*, la *goutte*, la *gravelle*, l'*obésité*, etc., et la *neurasthénie* que je considère comme l'arthritisme du système nerveux.

Donc, ces deux points sont nettement exposés. Douleur et nutrition retardante ; voilà deux grands champs de bataille sur lesquels l'électricité reste victorieuse.

Une troisième série, et non moins importante, de maladies justiciables de l'électricité, est constituée par les paralysies et les atrophies qui du reste formaient le vieux contingent de l'électrothérapie.

Du reste, dans le cours de ma description, je reviendrai avec quelques détails sur ces considérations de début.

DEUXIÈME PARTIE

DESCRIPTION DE L'INSTALLATION

1° Description générale. — 2° Franklinisation. — 3° Galvanisation. — 4° Faradisation. — 5° Galvanofaradisation. — 6° Haute fréquence. — 7° Galvanocaustique. — 8° Électrolyse. — 9° Rayons X. — 10° Electro-diagnostic. — 11° Massage vibratoire.

1° Description générale.

Ayant mis le plus grand soin à établir cette installation, étant persuadé de l'importance de l'électricité en médecine, importance qui ne peut aller qu'en augmentant, j'ai tenu à bien faire connaître la façon dont j'ai cru devoir établir un cabinet d'électrothérapie.

Et d'abord, où suis-je allé puiser les éléments ?

Quels services hospitaliers ai-je visité ?

Où ai-je pris mes appareils ?

J'ai tenu à revenir d'abord à Montpellier où j'avais fait mes premières études, et je tiens à remercier ici M. le professeur Imbert pour l'accueil qu'il m'a fait maintes fois dans son laboratoire ; j'ai trouvé là un ensemble électrique parfait, qui m'a servi de première base d'installation.

J'ai visité ensuite quelques hôpitaux parisiens.

A la Salpêtrière, j'ai vu fonctionner la machine à huit plateaux de la maison Gaiffe, dans le service de radiographie.

Je me servirai de cette machine pour la franklinisation et la radiographie, que je ferai également avec une bobine de 40 centimètres d'étincelle; suivant le dispositif que j'ai vu à l'hôpital Necker à Paris et à l'hôpital Suburbain de Montpellier.

J'ai cru devoir installer les rayons X avec ces deux méthodes qui présentent chacune leur caractéristique distincte.

La même bobine me servira pour la production des courants de haute fréquence, c'est ainsi qu'ils sont produits à l'hôpital de la Charité à Paris.

2° Franklinisation. — Electricité statique.

Électricité produite par des machines à plateaux, qui présente une tension très élevée; mais un débit relativement faible. Ce genre d'électricité est comparable à l'électricité atmosphérique, que Franklin découvrit le premier, d'où le nom de Franklinisation donné à cette forme électrique.

La machine dont je dispose est la machine de Gaiffe, à huit plateaux, dont j'ai parlé précédemment.

Cette électricité s'applique sous forme de bains électriques. Le malade, étant isolé sur un tabouret à pieds de verre, est mis en communication avec un pôle de la machine et il se charge d'électricité, qui s'écoule constamment autour de lui par toute la surface de son corps en donnant la sensation d'un léger vent frais.

Ces bains statiques sont utiles dans les névralgies générales et dans les maladies de la nutrition.

L'électricité statique peut s'appliquer sous d'autres formes qui chacune ont leur indication.

Le malade étant toujours sur le tabouret isolant peut recevoir :

La douche électrique.

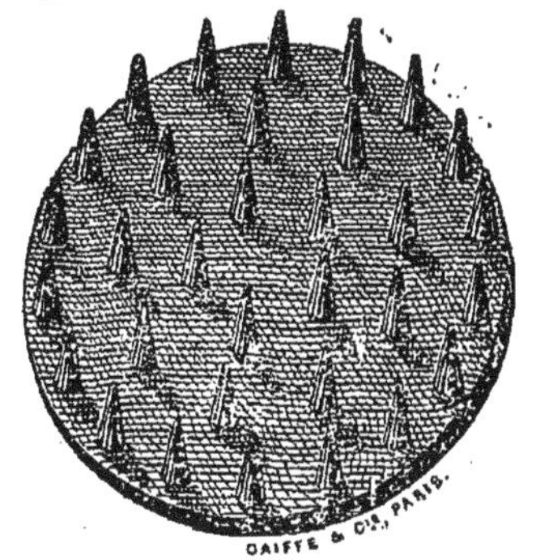

Disque à pointes pour douche électrique.

Le vent ou effluve statique.

L'étincelle.

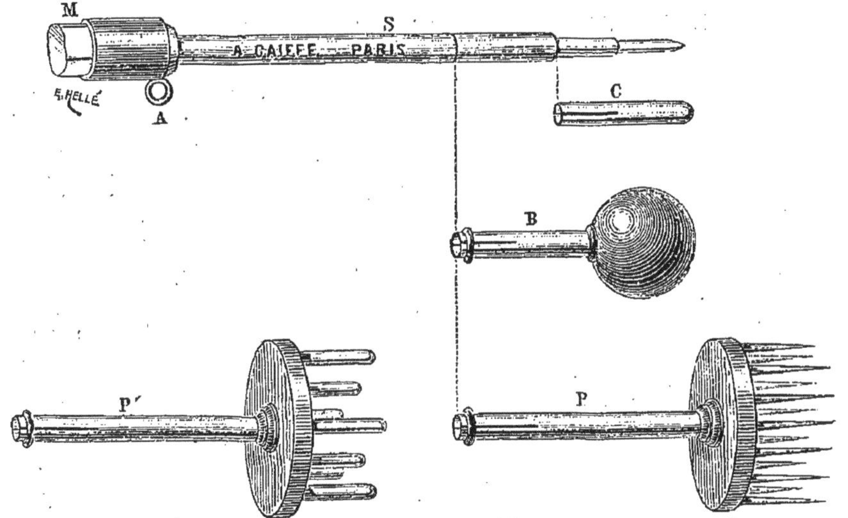

Excitateur quintuple de Vigouroux.

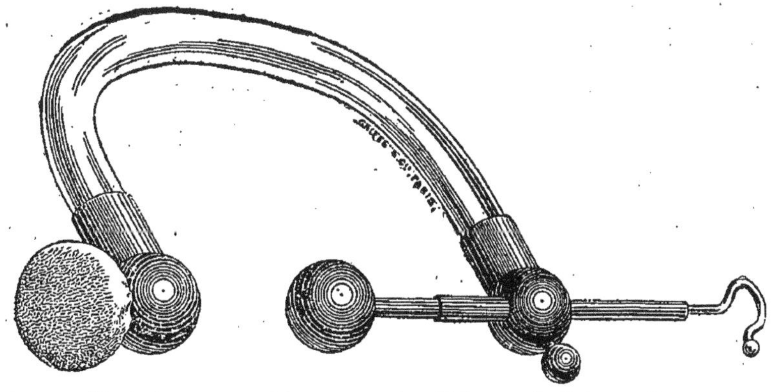

Excitateur pour faire passer la décharge à distance fixe.

On traitera ainsi les migraines des neurasthéniques, les névralgies locales, les dyspepsies.

3° Galvanisation.

a) *Application directe en courants continus.* — Le courant continu est directement appliqué aux malades par

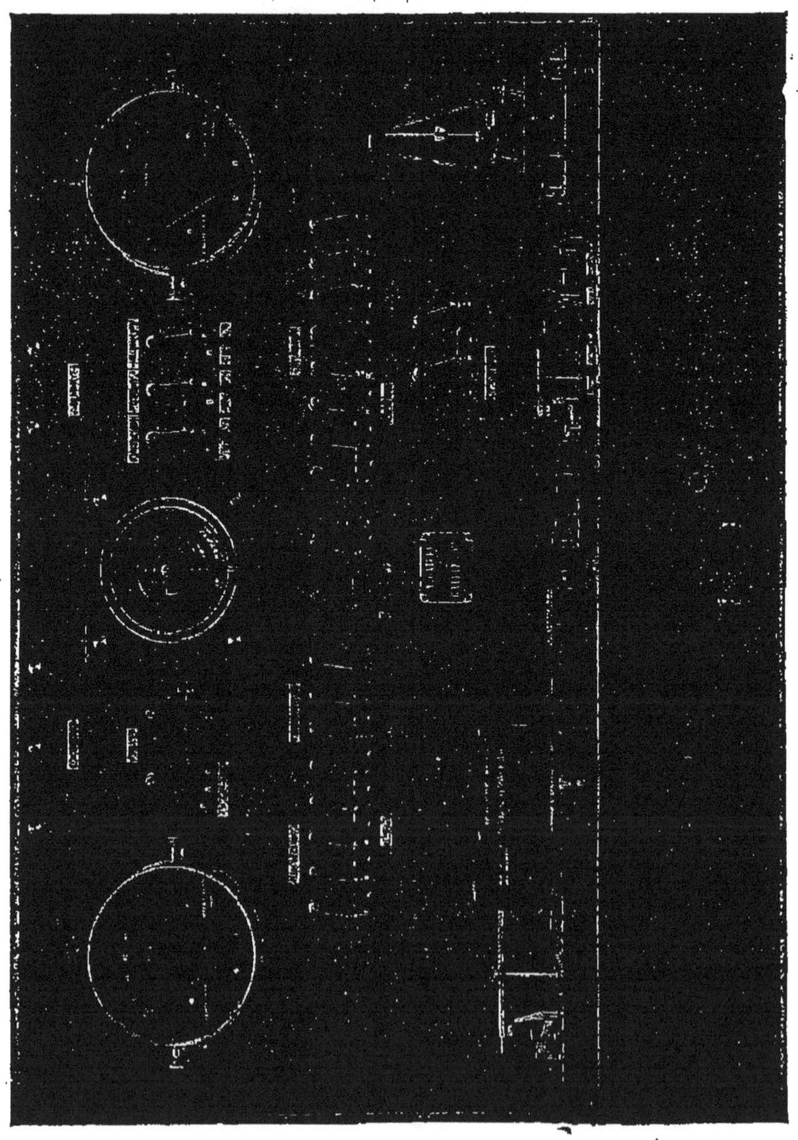

Tableau général de galvano-faradisation.

intermédiaire d'électrodes diverses, en général assez grandes, et agit en modifiant la nutrition des tissus et comme sédatif dans certaines formes de névralgies.

Dans la paralysie, il réveille la sensibilité musculaire là où le courant faradique ne peut rien.

b) *Galvanisation rythmée.* — Une forme d'application du courant continu est la méthode rythmée avec interruptions régulières, méthode intermédiaire entre la galvanisation et la faradisation, dont les emplois et les effets servent de transition aux deux autres.

c) *Cataphorèse.* — On donne le nom de cataphorèse à l'introduction dans l'économie de médicaments à l'aide du courant électrique.

Un exemple suffira : Traitement des goutteux par l'électricité en faisant entrer le courant continu dans le corps du malade par l'intermédiaire d'un bain lithiné.

La lithine pénètre ainsi dans le corps du malade aussi sûrement que par les autres voies.

4° Faradisation ou courants induits.

On peut facilement se rendre compte que la contraction d'un muscle n'est pas produite par une seule excitation continue, que, bien au contraire, le muscle reçoit une série d'excitations très rapprochées, qui peuvent même produire de vraies vibrations musicales.

En se couchant au milieu d'un grand silence sur le côté de la tête, l'oreille contre le traversin, on parvient à entendre un son musical très bas, si l'on contracte violemment les mâchoires. C'est là une preuve de l'excitation vibratoire donnée au muscle.

Or la faradisation, par ses intermittences, supplée à cette excitation, si l'action nerveuse tend à faiblir.

L'importance de bons appareils pour ce genre d'application de courant est très grande.

La bobine induite et le trembleur sont les deux organes délicats.

Les appareils doivent avoir plusieurs bobines à fil plus ou moins gros.

La bobine à gros fil donnant de la quantité.

La bobine à fil fin donnant de la tension.

Ainsi par exemple : pour avoir des phénomènes sensitifs, il faut des courants de tension ; pour obtenir des phénomènes moteurs, il faut de la quantité.

Quant au trembleur, il doit être à intermittences variables. Celui que nous employons varie de 60 à 3.000 interruptions par minute.

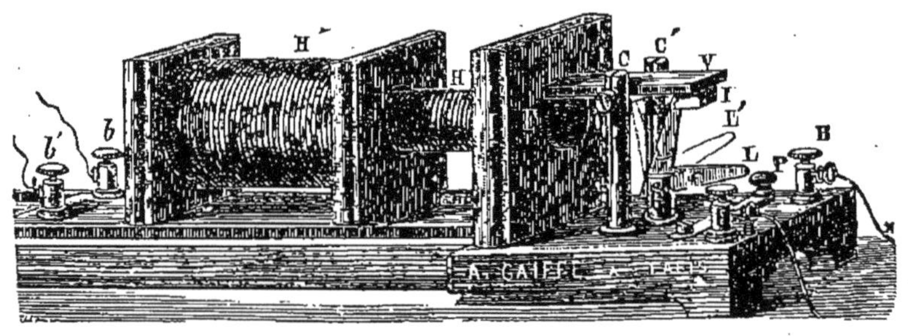

Appareil à chariot et à deux bobines pour faradisation.

Ces intermittences si variables demandent, on le comprend sans peine, des appareils autrement délicats que le petit ressort des appareils, dits de poche.

5° Courants galvano-faradiques.

Ils consistent à lancer dans le même fil des courants continus et des courants induits qui agissent simultanément sur le malade.

Suivant le sens donné au courant continu, le courant induit

se met en tension sur lui ou en opposition. L'action de ce courant est plus profonde que celle du courant faradique seul.

6° Haute fréquence.

La haute fréquence est la dernière venue dans le domaine de l'électrothérapie ; mais elle tend à prendre la première place et aurait mérité d'être décrite en première ligne dans cet opuscule. Mais, allant du simple au composé, je l'ai laissée pour la fin.

C'est au professeur d'Arsonval que l'on doit l'introduction des courants de haute fréquence en médecine.

Ces courants sont des courants alternatifs et sont ainsi appelés en raison de la fréquence énorme de leur période, ou si l'on veut de leur grand nombre d'alternances par seconde. Ils ont, de ce fait, des propriétés toutes particulières.

Les premières expériences sur les oscillations électriques ont été faites par Hertz, et en poursuivant ces expériences on a obtenu dans la science pure la télégraphie sans fils et en médecine cette branche nouvelle de l'électrothérapie, la *haute fréquence*.

D'Arsonval a reconnu, en effet, et établi que, lorsque les oscillations des courants magnéto-électriques deviennent suffisamment rapides, les effets de ces courants sur l'homme et les animaux deviennent insensibles et modifient profondément la nutrition générale.

Ce sont donc ces courants, dont la fréquence des oscillations est énorme, qui sont appelés courants de haute fréquence. Pour les produire on a plusieurs dispositifs.

Je me sers d'une bobine donnant 40 centimètres d'étincelle dont le courant induit traverse un condensateur à pétrole de la maison Gaiffe, à la sortie duquel on recueille le courant de haute fréquence.

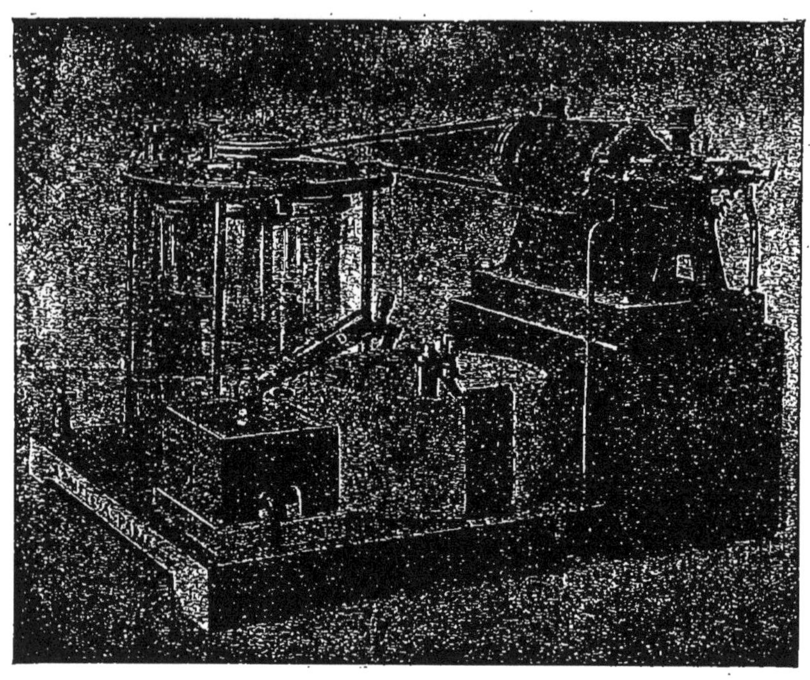

Interrupteur rotatif Contremoulin-Gaiffe donnant 6000 interruptions par minutes pour actionner la bobine.

C'est en effet aux armatures externes de ce condensateur que l'on fixe un petit solénoïde formant circuit fermé, parcouru par les courants que nous étudions.

Le courant étant lancé, si une personne prend à la main un fil relié à une extrémité du solénoïde, et une deuxième personne un fil relié à l'autre extrémité, ces deux personnes, en se réunissant par leur main libre, allument entre elles une lampe électrique dont chacune tient un fil.

Cela prouve la puissance de ce courant qui pourtant est insensible.

Il est impossible, dans une pareille brochure, à moins de lui donner un développement exagéré, d'entrer dans de plus grands détails.

Le fait est que nous obtenons les courants de haute fréquence avec une bobine de Ruhmkorff.

Voyons maintenant leur mode d'application, c'est là le côté pratique, le point important, celui qui nous intéresse le plus.

Le condensateur employé est le condensateur à pétrole de la maison Gaiffe, il comporte un solénoïde réglable pour l'*application directe du courant.*

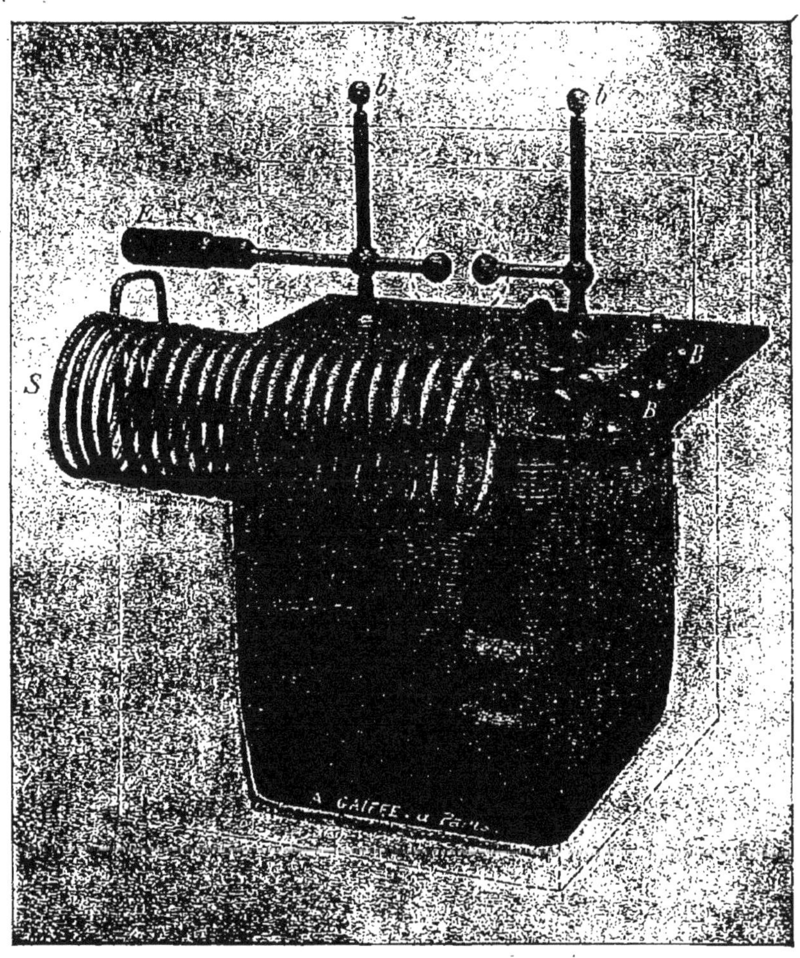

Condensateur à pétrole avec éclateur et petit solénoïde.

Cette application se fait comme pour le courant continu ; pas de différence importante à signaler. Les effets sont bien plus considérables.

Une autre forme d'application est constituée par la méthode de l'*autoconduction.*

Ici le malade est placé au milieu d'un grand solénoïde parcouru par les courants de haute fréquence qui développent, par voisinage, des courants électriques très intenses dans le corps du malade.

Ce traitement dans les cas de maladies de la nutrition (rhumatisme, diathèse urique, etc.) donne des résultats que l'analyse des urines permet de contrôler. Il se produit manifestement une augmentation des actes vitaux.

La disposition du solénoïde d'autoconduction que j'ai adoptée est la forme du lit.

Le malade, pendant la séance, reste ainsi allongé, car la position même assise est quelquefois pénible pour certains malades.

Je me hâte de rectifier le mot pénible, il n'y a de pénible que la position ; les effets du courant au contraire sont insensibles.

Pour se rendre compte de l'existence du courant produit à l'intérieur du solénoïde, le malade peut tenir à la main un tube de Geissler qui s'illuminera.

Une autre mode d'application des courants de haute fréquence est le *lit condensateur.*

Le malade s'étend sur une chaise longue, sous laquelle est placée une large plaque métallique.

La plaque métallique forme une armature de condensateur reliée à une des extrémités du solénoïde de haute fréquence.

Le malade, relié à l'autre extrémité, forme la deuxième armature. Le matelas constitue le diélectrique du condensateur.

Ici encore aucune sensation pénible ; il y a cependant une électrisation intense prouvée par exemple par l'allumage d'un tube de Geissler à distance du malade.

Dans ces trois modes d'application nous avons employé les courants de haute fréquence tels qu'ils sont fournis par le condensateur.

Mais ces courants, dont la fréquence est si grande, peuvent prendre une deuxième qualité très importante pour les applications dont nous allons parler ; on peut en effet élever leur tension.

On se sert pour cela de plusieurs appareils : bobine de haute tension de d'Arsonval, solénoïde de Houdin (mono ou bipolaire), spirales de Guilleminot, etc.

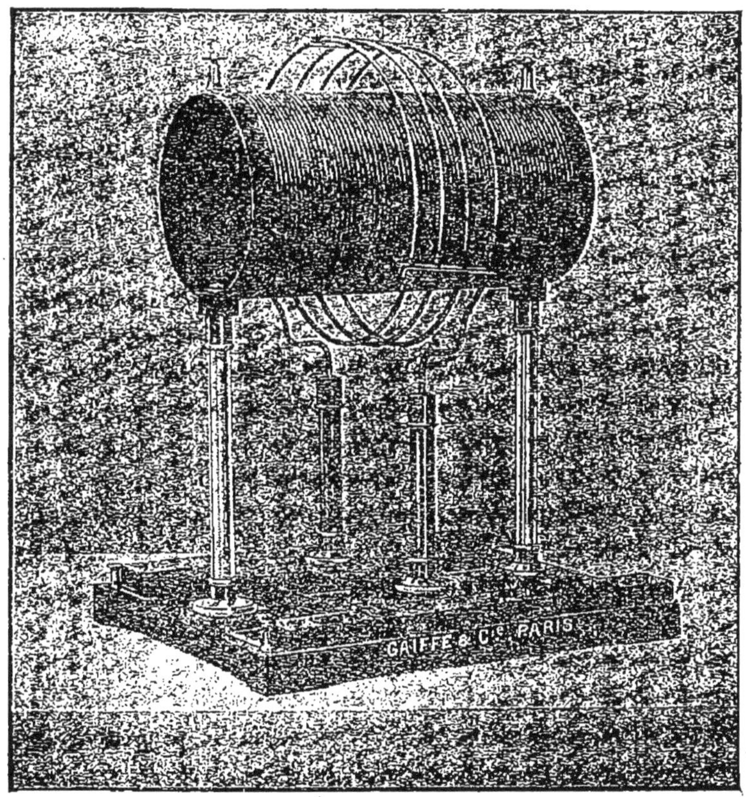

Bobine de haute tension du Prof. d'Arsonval pour l'application d'effluves mono et bipolaires.

Je me suis décidé pour la grande bobine de d'Arsonval qui donne d'excellents résultats, peut s'employer en mono ou bipolaire et permet de faire varier l'intensité du courant très facilement. Cette bobine comprend deux circuits. L'un très court, de quelques tours seulement, c'est le circuit inducteur qui se déplace le long de l'induit pour obtenir les graduations voulues du courant.

On fait avec cet apareil les applications locales de haute fréquence et de haute tension avec des électrodes spéciaux appliqués directement sur le corps du malade; soit tenus à distance, et on agit ainsi par effluvations.

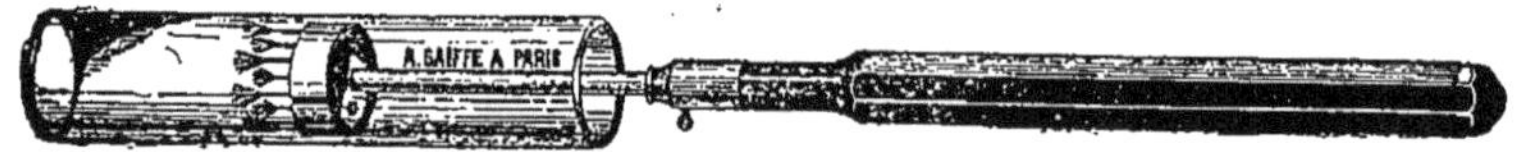

Electrode réglable du Dr Bisserié.

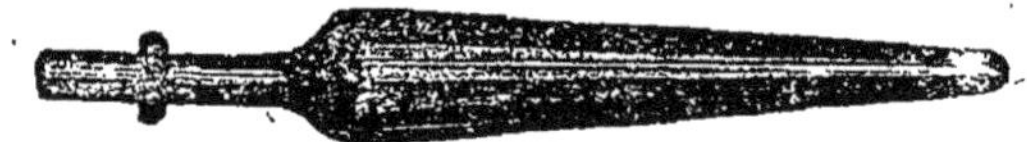

Excitateur rectal pour le traitement des hémorroïdes par les courants de haute fréquence.

J'en ai fini avec la partie médicale de l'electrothérapie, je n'ai pas insisté sur les détails; j'ai voulu seulement montrer le grand nombre de modalités électriques, les nombreuses façons d'appliquer le courant, et bien faire voir que l'électricité n'est pas un remède unique et uniforme dans son action. Chaque modalité a une application spéciale, et même dans chaque modalité l'action est différente suivant l'intensité employée, la durée de la séance, le sens du courant. C'est du reste ce que l'on remarque en médecine générale pour les médicaments qui peuvent, par une variation de dose, donner des effets tout différents.

Ainsi l'électricité, je crois l'avoir prouvé, doit être considérée comme un remède très énergique, d'une puissance énorme, et qui, comme tout remède actif, demande une posologie, un mesurage très délicat.

Dans tous mes appareils, j'ai spécialement recherché la graduation possible du courant très facile et très étendue.

La partie chirurgicale comprend la galvanocaustique et l'électrolyse.

7° Galvanocaustique.

Le courant est ici employé pour faire rougir des pointes diverses destinées à produire des cautérisations. Ce traitement s'adresse à certaines angines, surtout des adolescents (végétations adénoïdes), et aux maladies de la muqueuse nasale.

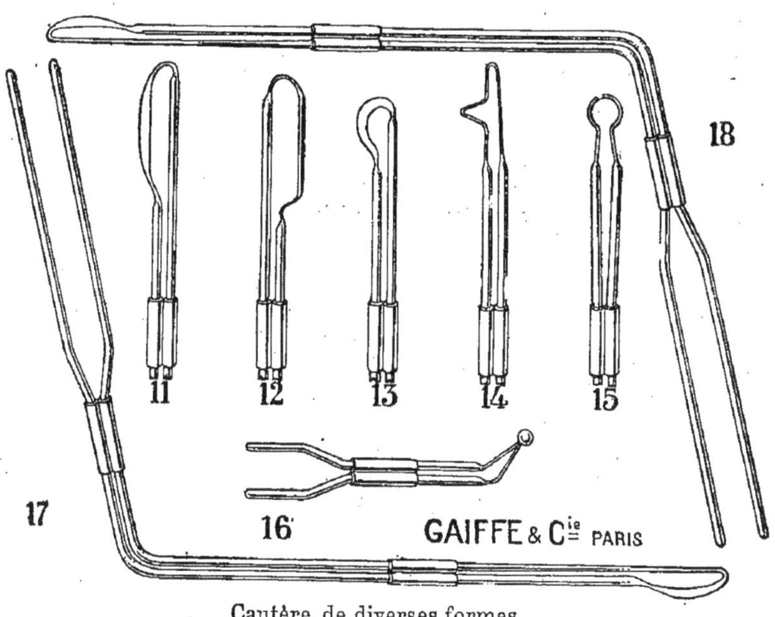

Cautère de diverses formes.

Je n'insisterai pas sur cette question, facile à comprendre de tout le monde.

8° Électrolyse.

Dans l'électrolyse, le courant n'agit plus comme excitant général ; l'action est locale.

Il s'agit de provoquer au point d'application des phénomènes de cautérisation ou de modification locales des tissus. Pour comprendre ce qui se produit, il faut savoir que le sang contient en grande quantité du sel de cuisine vulgaire ou chlorure de sodium. Par l'électrolyse on décompose ce chlorure de sodium.

Le chlore se porte au pôle positif, le sodium se porte au pôle négatif.

Et l'on peut ainsi, suivant les cas et suivant les effets à produire, faire de l'électrolyse positive qui donne une cicatrice sèche ou de l'électrolyse négative qui donne une cicatrice humide. L'électrolyse a ses applications en gynécologie, dans les maladies des voies urinaires, dans le traitement des nœvi et des angiomes. Elle constitue un moyen d'épilation sûr et simple.

9° Rayons X.

Je ne tiens pas à faire une étude des rayons de Rœntgen. Je serais incomplet ou trop long.

Je dirai simplement comment je les obtiens et de quelles ressources je dispose.

La méthode ordinaire ou du moins la plus ancienne consiste à relier l'ampoule à une bobine de Ruhmkorff. J'ai cette source par ma bobine de 40 centimètres d'étincelle.

Mais depuis quelque temps on emploie dans beaucoup de services la machine statique pour produire les rayons X. Cette disposition adoptée à la Salpêtrière, à Paris, avec une machine à huit plateaux de Gaiffe, sera installée dans mon cabinet, conjointement avec la première méthode que j'ai vu fonctionner soit à l'hôpital Suburbain, à Montpellier, soit à l'hôpital Necker, à Paris.

J'estime en effet que, en dehors de la sécurité de marche et du dérangement possible d'une source, j'aurai ainsi deux genres de lumières qui ont chacun quelques qualités spéciales.

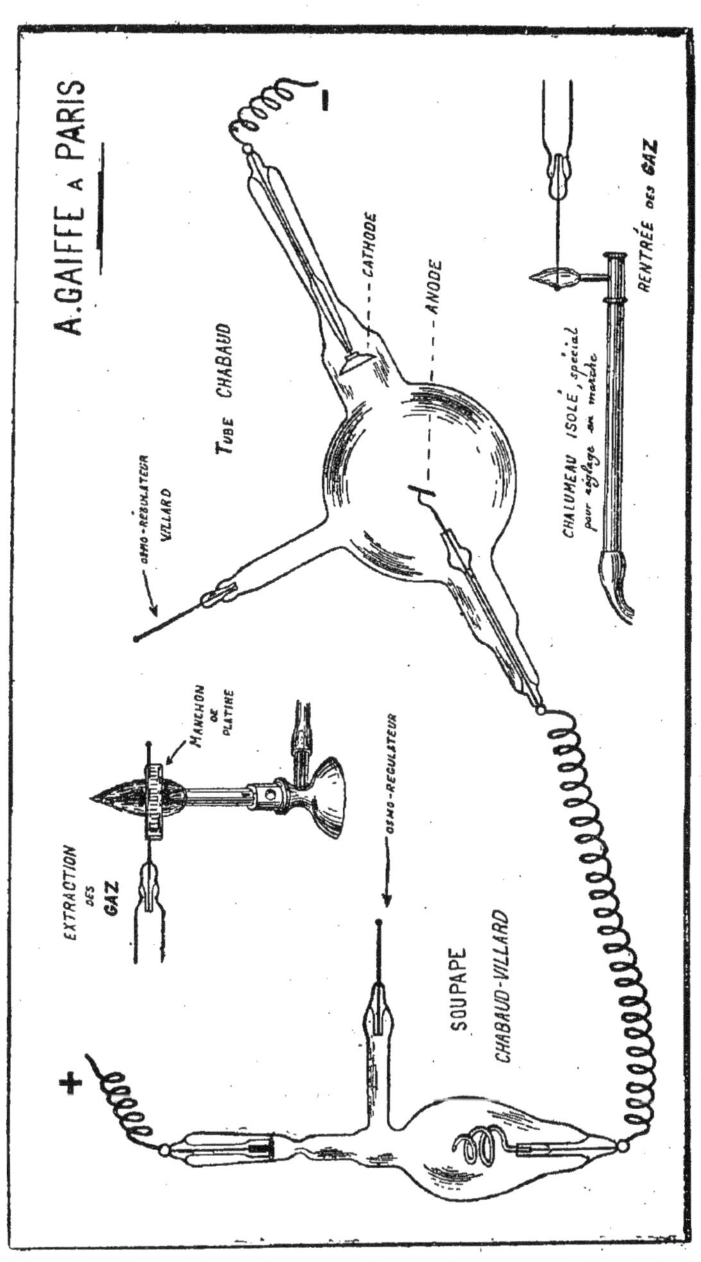

Disposition du tube Chabaud à rayons X avec la soupape Chabaud-Villard.

L'utilité des rayons X est suffisamment connue pour qu'il n'y ait qu'à citer quelques emplois, par exemple le diagnostic des fractures, la recherche des corps étrangers.

Certains diagnostics de maladies internes difficiles à faire par les méthodes ordinaires.

10° Électrodiagnostic.

Cette méthode consiste à explorer à l'aide du courant électrique galvanique ou faradique, positif ou négatif, fermé brusquement ou ouvert brusquement, les différentes réactions qui qui se produisent dans le territoire d'un nerf ou dans un muscle.

Il y a un certain nombre de réactions qui sont normales. D'autres réactions se montrent quand le nerf ou le muscle sont atteints.

Ce sont par exemple, pour les nommer seulement, les réactions de Rich, d'Erb, de Remak-Doumer.

L'utilité d'un pareil examen est évidente.

Y a-t-il lésion du nerf ou du muscle ; les deux sont-ils malades, ou au contraire est-ce une simple gêne fonctionnelle ?

Y a-t-il enfin simulation ?

L'examen électrique bien fait et répété donnera la réponse.

Nous pourrons porter après un pareil examen un pronostic sérieux indiquant le résultat probable du traitement ainsi que le mode de traitement à employer.

Pour ces examens je me suis procuré des instruments de précision : métronome de Bergonié, modifié par Huet ; renverseur de courant ; milliampèremètre apériodique, etc., qui permettent de graduer, de mesurer le courant et d'en régler le sens.

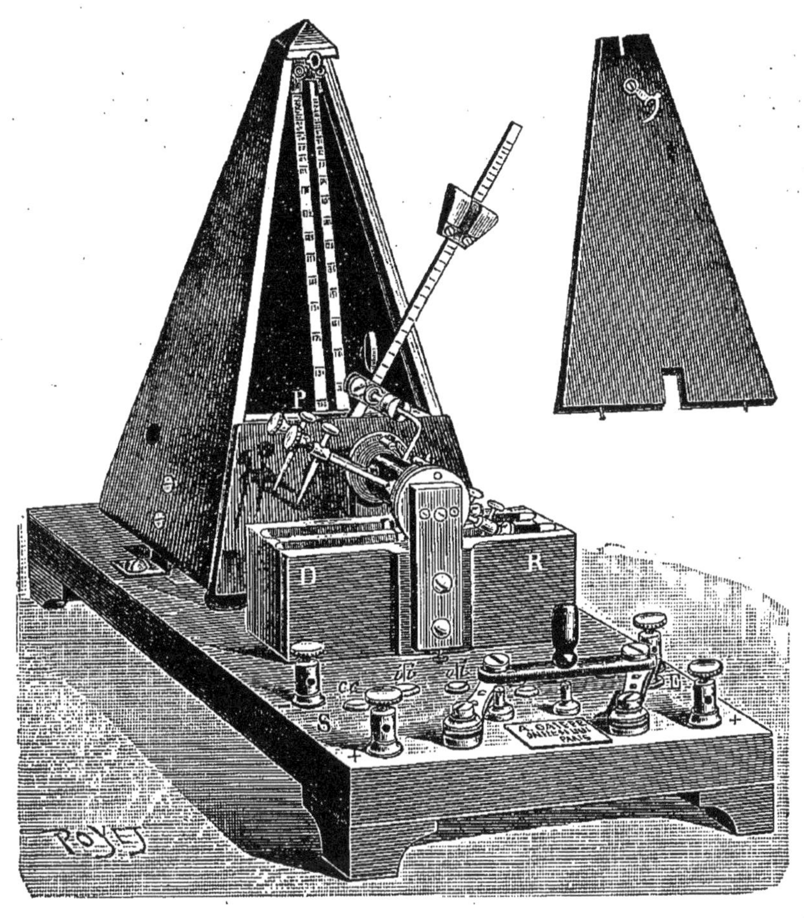

Métronome de Bergonié modifié par Huet.

Une installation bien composée doit comprendre comme accessoire qui n'a rien de bien compliqué, mais qui rend de grands services, un *poste de lumière.* De petites lampes, portées sur des manches divers, permettent des examens de toutes les cavités naturelles : bouche, nez, oreilles, etc.

C'est à cette méthode qui permet d'examiner à l'aide de sondes lumineuses les cavités intérieures, que l'on donne le nom d'*endoscopie.*

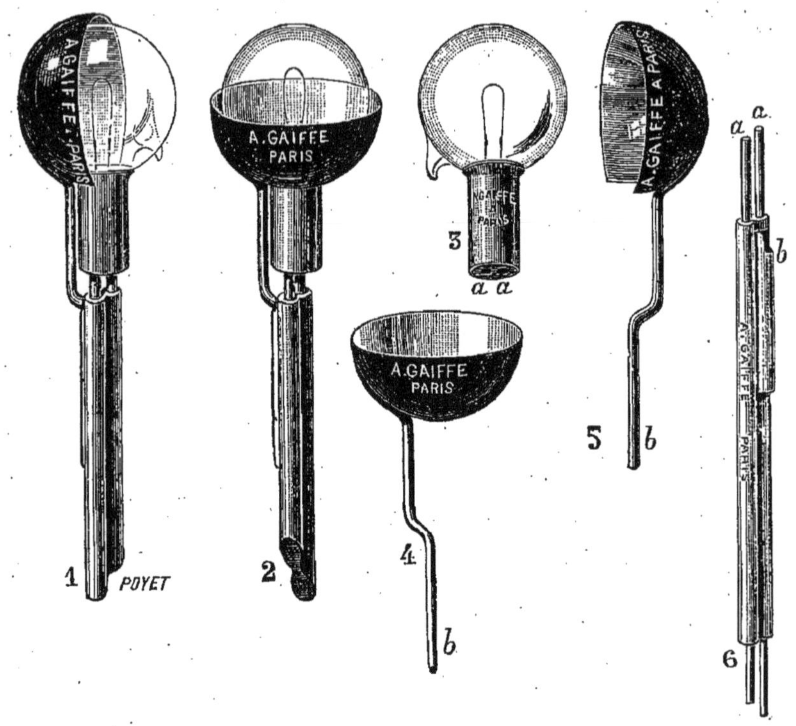

Eclaireurs de cavité aseptisables.

On peut en effet, à l'aide de sondes spéciales, éclairer l'estomac, la vessie, etc., et affirmer ainsi un diagnostic douteux.

11° Massage vibratoire (Sismothérapie).

Le massage électrique ou massage vibratoire consiste à promener sur le corps ou la région malade des tampons de forme spéciale qui reçoivent le mouvement d'un moteur électrique.

Les vibrations sont produites par un excentrique qui est entraîné par le moteur.

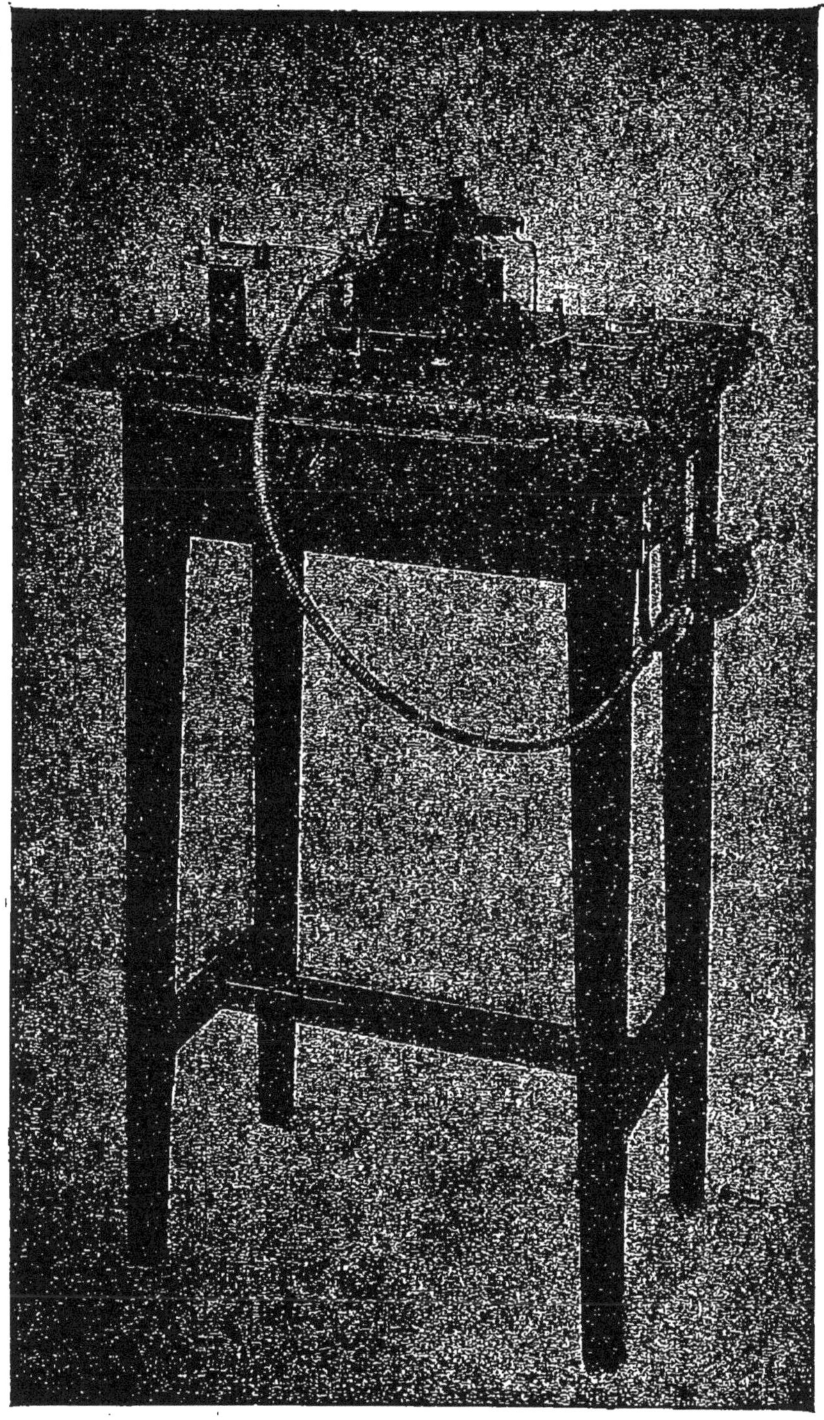

Table complète de massage.

Ce traitement est un adjuvant du traitement électrique, et les deux installations se complètent.

La question du massage vibratoire n'a pas besoin de long développement.

Tout le monde connaît l'utilité de ce traitement, adjuvant incontesté des traitements hydrominéraux.

Les stations balnéaires perfectionnent chaque année leur installation de massage, ayant reconnu les bienfaits que l'on en retire.

TROISIÈME PARTIE

ÉNUMÉRATION DES DIFFÉRENTES MALADIES

JUSTICIABLES D'UN TRAITEMENT ÉLECTRIQUE

Il s'agit d'une simple liste destinée à faire voir toutes les ressources de l'électrothérapie. Le cadre de cette brochure ne comporte pas de détail pour chacune de ces maladies. J'ai tenu simplement à indiquer, au regard de chaque affection, les modalités électriques qui sont utiles.

Maladies de la nutrition

Maladie	Modalité	Application
Migraine.	Haute fréquence.	Autoconduction.
	Franklinisation.	
Rhumatisme.	Haute fréquence.	Application directe.
	—	Autoconduction.
	—	Condensation avec [massage local.
	Franklinisation.	
	Faradisation.	
Goutte.	Galvanisation.	Cataphorèse.
	Haute fréquence.	Autoconduction.
Gravelle.	Haute fréquence.	Autoconduction.
	Franklinisation.	Bains.
	—	Souffle.
Colique hépatique. .	Haute fréquence.	Autoconduction.

Obésité...........	Haute fréquence......	Autoconduction.
	Galvanisation générale.	
	Faradisation locale.	
Diabète...........	Haute fréquence.....	Autoconduction.
	Franklinisation.	

Maladies de l'appareil circulatoire

Angiomes (Envies, taches de vin).....	Électrolyse..........	Mono ou bipolaire.
Anévrysmes.......	Électrolyse..........	Monopolaire.
Varices (ulcères variqueux	Franklinisation......	Souffle.
	Haute fréquence......	Effluve.
Engelures (asphyxie locale des extrémités)............	Galvanisation.	
	Faradisation.	
Hypotension artérielle............	Haute fréquence.....	Effluve.
Hypertension artérielle............	Haute fréquence.....	Autoconduction.
Anémie...........	Haute fréquence.....	Autoconduction.
Artériosclérose.....	Haute fréquence.....	Application directe.

Maladies du système lymphatique

Œdèmes lymphatiques............	Galvanisation.
Lymphangiome. ...	Electrolyse.
Adénites chroniques.	Galvanisation.

Maladies de l'appareil respiratoire

Maladies du nez (Déviations. Polypes).............	Electrolyse.

Maladie	Traitement	Mode d'application
Coqueluche........	Franklinisation ..... Haute fréquence et haute tension........	Production d'ozone.
Aphonie.........	Franklinisation	Effluve.
	—	Etincelle.
	Haute fréquence.....	Application directe.
	—	Effluve.
Hoquet..........	Galvanisation........ Faradisation.........	Courants combinés.
Tuberculose générale	Haute fréquence.....	Autoconduction.
	—	Effluve.
Tuberculose locale..	Haute fréquence.....	Application directe.
	—	Effluve.

Maladies de l'appareil digestif

Maladie	Traitement	Mode d'application
Œsophagisme.....	Galvanisation.	
Vomissements......	Galvanisation.	
Dilatation de l'estomac............	Franklinisation.	
Dyspepsie nervo-motrice...........	Galvanisation rythmée Franklinisation.	
Constipation habituelle et obstruction intestinale........	Haute fréquence.....	Effluve
	—	Autoconduction.
	Galvanisation rythmée	
Fissure à l'anus...	Haute fréquence.....	Application directe.
Hémorroïdes.......	Haute fréquence.....	Application directe.

Appareils génito-urinaires

Incontinence d'urine	Franklinisation. Faradisation. Galvanisation rythmée
Rétrécissement de l'urètre..........	Electrolyse annulaire.

Blennorrhagie et rhumatisme blennorrhagique.	Haute fréquence.....	Application directe.
	—	Effluve.
Malformation de l'utérus (Déviation. Arrêt de développement).......	Galvanisation.	
	Faradisation.	
Métrites..........	Galvanisation.	
Fibromes.........	Galvanisation.	
Troubles de la menstruation (Aménorrhée-Dysménorrhée	Franklinisation.	
	Galvanisation.	
Névralgie des ovaires	Galvanisation.	
	Franklinisation.	
	Haute fréquence.....	Condensation.

Obstétrique

Vomissements de la grossesse.........	Galvanisation.	
Inertie utérine.....	Faradisation.	
Arrêt de la sécrétion lactée...........	Franklinisation......	Souffle.
		Aigrette.

Système musculaire et articulations

Atrophie musculaire.	Haute fréquence.....	Application directe.
	—	Effluves.
	Galvanisation rythmée	
	Faradisation au rouleau.	
Rhumatisme articulaire............	Galvanisation........	Cataphorèse.
Entorses..........	Galvanisation.	
	Faradisation au rouleau.	

Système nerveux

Hystérie	Franklinisation.	
	Galvanisation.	
Neurasthénie	Franklinisation.	
	Haute fréquence.....	Lit condensateur.
Névralgie	Galvanisation.	
Névrites	Galvanisation faible.	
	Galvanisation rythmée	
	Haute fréquence.....	Application directe.
Hémiplégie	Galvanisation.	
	Faradisation.	
Paralysies d'origine médullaire	Galvanisation rythmée	
Paralysies d'origine périphérique	Galvanisation.	
	Faradisation.	
	Franklinisation.	
Anesthésies	Faradisation.	

Maladies de la peau

Hypertrichose	Electrolyse.	
Lupus	Haute fréquence.....	Application locale.
	—	Effluve.
Sclérodermie	Galvanisation.	
	Franklinisation.	
Prurit	Franklinisation.	
	Haute fréquence.....	Effluve.
	—	Autoconduction.
Psoriasis	Haute fréquence.....	Effluve.
	—	Etincelle.
Eczéma	Haute fréquence......	Effluve.
	—	Etincelle.

Alopécie (Pelade)..	Franklinisation.	
	Haute fréquence.....	Application locale.
Acné............	Haute fréquence.....	Application locale.
Zona............	Haute fréquence.....	Application locale.
Séborrhée.........	Haute fréquence.....	Application locale.

ORGANES DES SENS

Paralysie et névrite optique..........	Galvanisation.	
Bourdonnements...	Haute fréquence.....	Effluve.
	.....	Etincelle.

Conclusion

J'espère que j'aurai réussi à faire comprendre par cet opuscule l'importance de l'électrothérapie.

Mais cette science n'est qu'une branche d'une nouvelle méthode médicale, qui tend à progresser chaque jour et qui sous les noms divers de mécanothérapie, physicothérapie, hydrothérapie, a pour but unique le traitement de beaucoup de maladies par l'hygiène corporelle.

J'ai déjà adjoint à mon installation électrique des appareils de sismothérapie ou massage vibratoire, et, suivant les besoins, je n'hésiterai pas à faire une installation hygiénique absolument complète et à créer ainsi à Narbonne un établissement qui jusqu'ici ne se trouve que dans de très grandes villes.

www.ingramcontent.com/pod-product-compliance
Ingram Content Group UK Ltd.
Pitfield, Milton Keynes, MK11 3LW, UK
UKHW012300240726
13966UKWH00004B/1519